AF321346

L'Extraction dentaire préhistorique
de nature cultuelle

Par le Dr Marcel BAUDOUIN (de Croix-de-Vie, Vendée)

Edité par *La Semaine Dentaire*

12, Rue de Hanovre, PARIS-2°

Février 1922

L'Extraction dentaire préhistorique
de nature cultuelle

Par le Dr Marcel BAUDOUIN (de Croix-de-Vie, Vendée)

———

Edité par *La Semaine Dentaire*

12, Rue de Hanovre, PARIS-2e

Février 1923

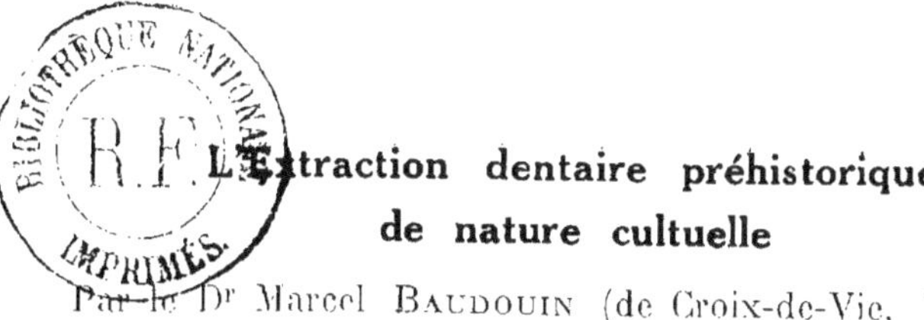

L'Extraction dentaire préhistorique
de nature cultuelle

Par le Dr Marcel BAUDOUIN (de Croix-de-Vie, Vendée).

Il n'est pas discutable que l'**Extraction dentaire** a été une **opération** pratiquée par les Préhistoriques, non pas certes dans un but thérapeutique, mais pour des raisons *cultuelles* !

Il s'agit donc là d'une intervention rituelle, du même genre que la *déformation crânienne*, la *trépanation*, la *circoncision*, etc...

Mais cette extraction : 1° n'a porté que sur les canines, les incisives et la première molaire ; 2° n'a été pratiquée que sur des **dents saines,** et non cariées ou malades ; 3° n'a été exécutée que sur des **adolescents,** âgés de 13 à 20 ans.

Les observations connues sont très probantes à tous ces points de vue en effet. Il s'agit là d'une *Mutilation ethnique par arrachement.*

1° **Extraction des Canines.**

C'est l'ablation des quatre canines, qui constitue la variété la plus fréquente d'extraction cultuelle (1), comme on va le voir (2). Cette ablation des canines, des deux côtés et aux deux mâchoires, a été observée, surtout, au Japon, par le professeur Y. Koganei, nombre de fois (3).

a) En effet, cet auteur a figuré trois crânes, où l'on constate cette mutilation sur des sujets assez âgés, car les premières molaires sont très usées et où cependant *la dent de sagesse manque* : ce qui semble indiquer des patients âgés pourtant de moins de 20 ans (Pl. XXV, n°s 11, 12 et

(1) Il faut bien se garder de confondre ces cas avec les faits d'*inclusion totale des canines,* qui sont connus au Néolithique. J'en ai publié deux observations, de Vaudancourt (Oise).

(2) Dans les cas d'inclusion d'ailleurs, la lésion est presque toujours unique par mâchoire (Cf. Marcel Baudouin. *Vaudancourt,* p. 105). — Diagnostic certain par la radiographie.

(3) *Professeur Yoshikyo Koganei.* — Uber die künstliche Deformation des Gebisses bei den Steinzeitmenschen Japans. — Mittheil. d. Mediz. Facult. der Kaiserl. Univ. of Tokyo, 1922, XXVIII, Bd 3. H.2, p. 429. — Tiré à part, 1922, in-4°.

13) et par suite fixe l'âge auquel on pratiquait cette opération.

b) Une mandibule, correspondant au crâne de la figure 12, présente de même l'ablation des deux canines inférieures ;

c) Un maxillaire supérieur (Pl. XX, n° 3) montre de même l'ablation de deux canines. Il provient d'Yoyama.

d) Un autre (Pl. XIX, n° 1) est dans les mêmes conditions, ainsi qu'un dernier (Pl. XX, n° 2), d'Yoyama également.

Il en est de même pour la figure n° 4 de la Planche XXI.

Au total, donc, au moins cinq cas personnels.

(Voir, plus loin (page 10), la reproduction schématique de quelques figures du travail du Prof. Koganei).

Le professeur Koganei a distingué deux variantes de cette mutilation :

1° *L'ablation des deux canines supérieures seules.* — Cet auteur en a cité quatorze cas, observés au Japon par divers auteurs (Koganei, Hasebe, Oguski, Matsumoto), dont douze hommes et deux femmes (Fig. 6).

2° *L'ablation des quatre canines*, dont on connaît, au Japon, huit cas, se rapportant tous à des hommes (Koganei, Hasebe, Oguski, Matsumoto) (Fig. 5 et 6).

Un autre savant japonais, H. Matsumoto (1), avait déjà admis d'autres catégories, que j'ai signalées antérieurement (2) ; mais il me paraît plus simple de s'en tenir à la classification que j'adopte aujourd'hui.

Il résulte de ces observations que la mutilation par ablation des canines était fréquente au Japon, pendant le Néolithique, en réalité.

Signification. — Cette opération n'avait certainement qu'un sens religieux.

Pratiquée chez les *enfants*, après la sortie des canines de seconde dentition et avant l'âge de la dent de sagesse, elle devait avoir pour but de faire des sujets prédestinés et de faire disparaître tout caractère **carnassier** chez l'être humain qui la subissait. Par suite, étant donné ce qu'on sait, pour l'Afrique, du folklore Bantou, ce devait être pour que le sujet ressemblât plus nettement à un **Herbivore**, c'est-à-dire à un *Totem polaire Herbivore*, et sans doute à un

(1) *H. Matsumoto.* — Notes on the stone age people of Japon. — American Anthropol., 1921, janv.-mars, XXIII, n° 1, p. 51, figures.

(2) *Marcel Baudouin.* — Les mutilations alvéolo-dentaires chez les Japonais préhistoriques. — *La Presse Dentaire*, Paris. 1921, p. 106-7.

équidé ou à un ruminant, puisque ces animaux femelles n'ont pas de vraies canines.

Au Japon, à la pierre polie, il y a donc eu des peuplades du Clan *Cheval* (1) ou d'un autre animal sans canines.

Elles sont différentes forcément des Aïnos, qu'on considère comme les Japonais les plus primitifs, parce que le Totem polaire de ces Aïnos était *l'Ours*, et que l'Ours était, au contraire, un carnassier, un animal à *canines* d'ailleurs fortes.

Ces faits cadrent bien avec l'époque considérée, car, au Néolithique, le Pôle était dans la *Grande Ourse*, représentée, là comme ailleurs, par un Herbivore, mais pas un Bovidé, pour la raison que nous dirons tout à l'heure (Cet animal n'a pas certaines incisives).

Les Aïnos, au contraire, doivent être des populations contemporaines du Pôle dans la *Petite Ourse*, vu la nature de leur Totem (l'Ours actuel).

Je n'ai pas, bien entendu, à insister ici sur l'ablation des canines chez les primitifs actuels. Ces cas sont d'ailleurs très rares, d'après Chéreau (2) et autres ; et je n'en connais pas de bien authentiques.

Cela est d'autant plus curieux que, pour les incisives, c'est absolument l'opposé !

Cette réflexion fait ressortir le très gros intérêt des constatations faites au Japon, où, au contraire, cette mutilation doit avoir été assez fréquente, d'après les observations résumées ci-dessus et qui sont très bien représentées, par de superbes photographies, dans l'important mémoire du professeur d'anatomie japonais sur les déformations de la denture.

---

(1) On sait que tous les chevaux mâles adultes, c'est-à-dire les étalons. possèdent quatre crochets, qui sont les canines.

Mais, par contre, les juments, c'est-à-dire les équidés femelles, n'ont d'ordinaire pas de canines, ni en haut ni en bas.

C'est donc bien un Équidé femelle, c'est-à-dire la Jument blanche du Pôle, que les Japonais ont voulu copier, en pratiquant l'extraction des quatre canines.

Seules. les juments bréhaignes, c'est-à-dire qui sont stériles, précisément parce qu'elles ont tous les caractères somatiques des mâles, ont des crochets: ce qui est en effet un caractère du sexe masculin.

Le mot « bréhaigne », dérivé d'un verbe inconnu « aigner » (être stérile), venant du sanscrit : *a* privatif, et *ian*, engendrer, en sanscrit (en latin, on a *geno* et en grec γεννάω). *Bre* n'est qu'un préfixe péjoratif (Cf. Méhaigne, châtré).

Les Japonais ont peut-être connu des Équidés femelles, qui n'avaient de canines qu'à la mâchoire inférieure. Cela expliquerait le clan des Japonais sans canines supérieures.

(2) Dict. Enc. Sc. Méd. ; art. Mutilations.

2º **Extraction des incisives.**

La seconde sorte d'extraction est celle qui porte sur les incisives. Il y en a de plusieurs variétés.

Dans une première catégorie, on peut classer :

1º L'ablation des *incisives médianes*, soit en bas, soit en haut; soit en haut et en bas à la fois.

2º Jusqu'à présent, je ne connais que deux faits se rapportant à l'extraction des incisives latérales seules, chez les Préhistoriques.

3º L'ablation des incisives, médianes et latérales à la fois, soit en haut ou en bas, soit aux deux mâchoires.

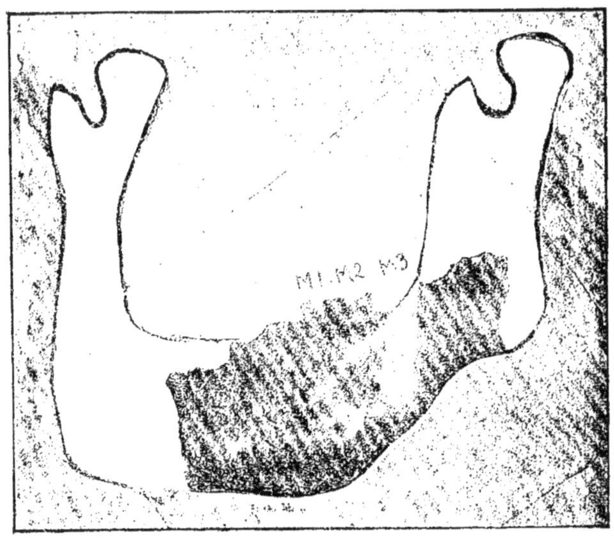

Fig. 1.

Maxillaire inférieur de l'Allée couverte de Vaudancourt (Oise), cassé, présentant une mutilation alvéolo-dentaire (ablation des deux incisives centrales). — Face *externe* (phot.).

1º *Ablation des incisives médianes.*

Je connais des cas de cette sorte pour l'Afrique et l'Europe.

1º J'ai publié (1) un fait relatif à une mâchoire découverte dans l'Ossuaire de Vaudancourt (Oise). Sur cet os, au niveau des deux incisives centrales, les alvéoles étaient totalement résorbées et disparues. La *cicatrisation* du bord alvéolaire *était complète* et le *feuillet osseux réduit à un ou*

(1) Cf. « Vaudancourt », p. 99, fig. 11.

deux millimètres d'épaisseur seulement. L'ablation de l'incisive gauche avait été *très précoce* et antérieure à celle de droite, à en juger par l'atrophie osseuse plus forte de ce côté (Fig. 1, 2 et 3).

Mais ici le crâne manque et on ne sait rien du maxillaire supérieur.

2° Sur des crânes de l'Escargotière de Mechta-el-Arbi, il est facile de voir qu'on a pratiqué l'ablation d'incisives.

Sur le seul que j'ai examiné, il y avait disparition des deux seules incisives médianes à la mâchoire supérieure; et,

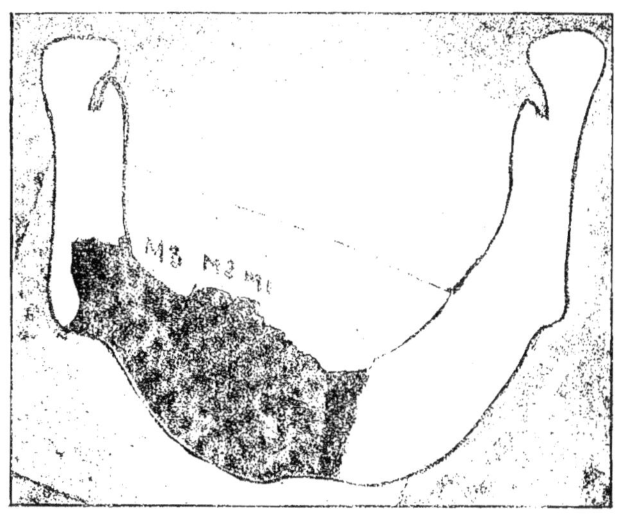

Fig. 2.
Fragment d'un maxillaire inférieur de l'Allée couverte de Vaudancourt (Oise). Même pièce que Fig. 1. — Face *interne* (1 phot.).

à l'inférieure, il manquait les deux latérales. Cette observation très nette a entraîné d'ailleurs la conviction de tous ceux qui ont examiné la pièce à la Société Préhistorique Française (1).

Les faits de cette nature sont extrêmement fréquents en ethnographie comparée. On les a observés aussi bien en Océanie qu'en Afrique et en Asie. Chose curieuse, on les trouve aussi bien chez les femmes que chez les hommes, paraît-il !

En Australie, on a enlevé les deux incisives supérieures, les gauches ou les droites. Au centre de l'Afrique, près du lac

____

(1) *Bulletin Société Préhistorique française*, 1913, p. 537.

Victoria Nyanza, chez les Wa-Nyoros, on a extirpé les incisives médianes seulement, à droite et à gauche (1). En Nouvelle-Guinée, les nègres s'ôtaient aussi les deux dents du milieu (C. de Paw).

2° Ablation des incisives latérales.

Cette opération a été signalée par le professeur Koganei, qui en mentionne deux cas, ne se rapportant d'ailleurs qu'aux dents supérieures.

Les faits ont été cités par Ogushi et Hasebe et ont trait à deux hommes, dont les os n'ont pas été trouvés dans

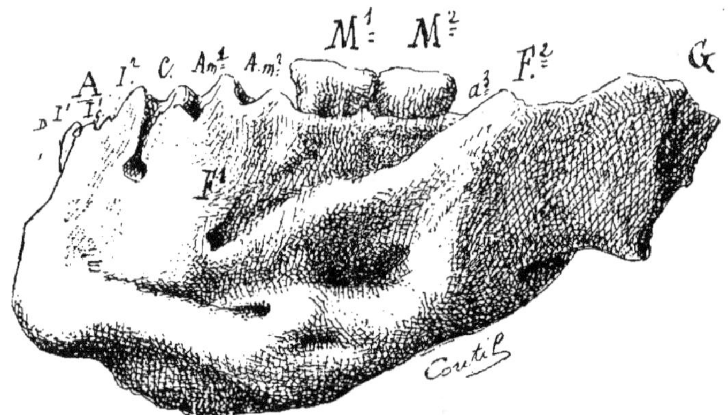

Fig. 3.

Dessin d'un fragment d'un Maxillaire inférieur de l'Allée couverte de Vaudancourt (Oise). — Epoque Néolithique supérieure. — Même pièce que les Fig. 1 et 2. Mutilation alvéolo-dentaire. Ablation des deux incisives médianes par extraction pendant l'adolescence. — Face externe de l'os qui, en outre, présente une fracture guérie de la mandibule.

Légende. — G, côté gauche ; F¹, fragment central de la fracture ; F², fragment postérieur ; a3. alvéole vide de M3; M1. M2, grosses molaires ; Am1, Am2, alvéoles vides des deux prémolaires ; C et I², alvéoles vides des canine et deuxième incisive gauches ; A, région où a eu lieu l'extraction ; I¹d et I¹g, alvéoles des I¹ (incisives médianes) résorbées (Opération préhistorique).

la même localité. Il ne faut pas en rapprocher le cas de Metcha-el-Arbi, plus complexe. Il s'agit là d'une mutilation absolument exceptionnelle chez les Préhistoriques, puisqu'on n'en connaît que deux faits.

Mais il est probable qu'on en trouvera d'autres cas en ethnographie générale.

---

(1) Toutes sortes de combinaisons ont d'ailleurs été observées à ce sujet.

3° *Ablation des quatre incisives seules.*

Je ne connais qu'une observation d'ablation préhistorique des quatre incisives à la mâchoire inférieure et à la supérieure.

Il est probable, cependant, qu'en Préhistoire, on en découvrira d'autres un jour, quoique peu d'animaux, puisqu'on les prenait comme modèles, reproduisent dans leur denture une telle disposition !

En effet, presque toujours les Herbivores sans incisives inférieures n'ont pas de canines non plus.

La même réflexion s'applique au maxillaire supérieur seul ou à l'inférieur seul.

Il n'y a donc aucun intérêt à s'arrêter sur cette variété d'extraction, en dehors du crâne cité ci-dessus, qui a été recueilli dans l'Escargotière de Metcha-el-Arbi. Sur ce crâne manquaient les quatre incisives supérieures et les quatre incisives inférieures, dont les alvéoles étaient complètement oblitérées.

Ethnographiquement, par contre, on peut dire que, chez les Australiens du Golf Carpentary, on a noté l'ablation des quatre incisives supérieures seules. Chez les Dinka, du Haut-Nil, on enlève, au contraire, les quatre incisives inférieures, comme chez d'autres peuplades d'Abyssinie, de la Nouvelle-Hollande, du Haut-Oubanghi, des Hottentots, de la Nouvelle-Calédonie, du Bassin du Nil, etc...

4° *Extraction des incisives et des canines.*

Il existe des cas d'ablation des quatre incisives et des deux canines, ensemble, préhistoriques. Mais presque toujours cette mutilation complète n'existe qu'à la mâchoire inférieure.

Koganei en a cité trois faits, chez trois femmes, observés par Hasebe. Dans ces cas, c'étaient les deux canines inférieures et les quatre incisives inférieures qui avaient été enlevées (Fig. 4).

Mais la plus belle observation de cette espèce a été publiée par le professeur Koganei et faite au Japon également. Il est vrai qu'elle est plus complexe.

Dans ce cas, l'ablation des incisives et des canines était typique à la mandibule ; mais, à la mâchoire supérieure, les dents avaient été *taillées en fourche à trois dents* pour les incisives centrales ; à *deux dents* pour les latérales (1).

---

(1) La dentelure des dents est une mutilation spéciale, que j'ai étudiée ailleurs. J'ai cité à ce propos les cas préhistoriques du Japon et de l'Amérique centrale. Au point de vue Ethnographie, j'ai rappelé à ce propos la coutume Bantou.

J'ajoute qu'au Soudan oriental, d'après Lejean (*Tour du Monde*, 1861.)

L'EXTRACTION DENTAIRE PRÉHISTORIQUE DE NATURE CULTUELLE

Dr Marcel BAUDOUIN

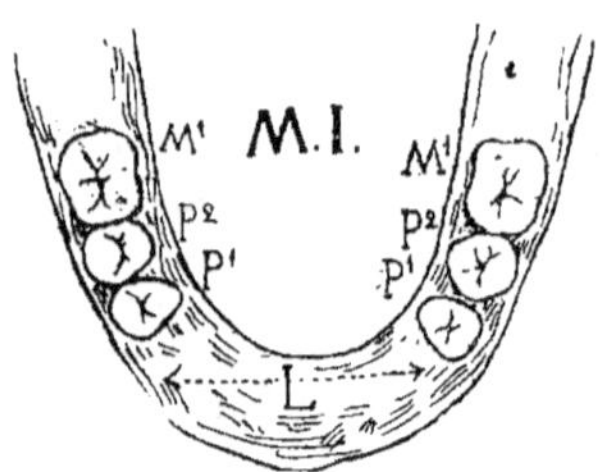

Fig. 4. — Extraction de deux incisives et des deux canines de la mandibule (M.I.). L. lacune dentaire, résultat de l'ablation (Prof. Koganei, Japon).

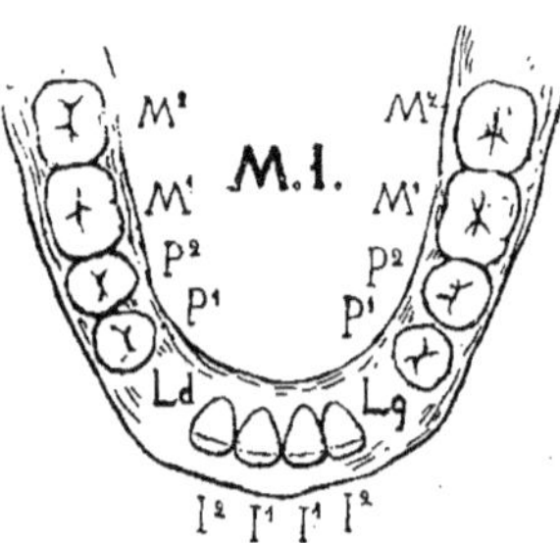

Fig. 5. — Extraction des deux canines de la mandibule (M.I.). (Prof. Koganei). — Ld, Lg, lacune dentaire, gauche et droite.

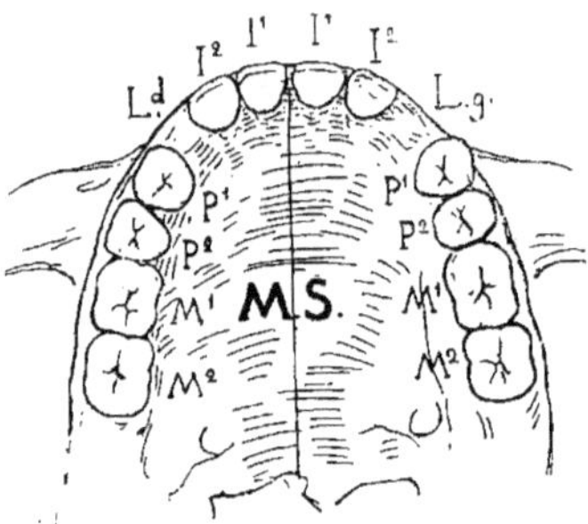

Fig. 6. — Extraction des deux canines des deux maxillaires supérieurs (M.S.) (Prof. Koganei). — Lg, Ld, lacune dentaire, gauche et droite.

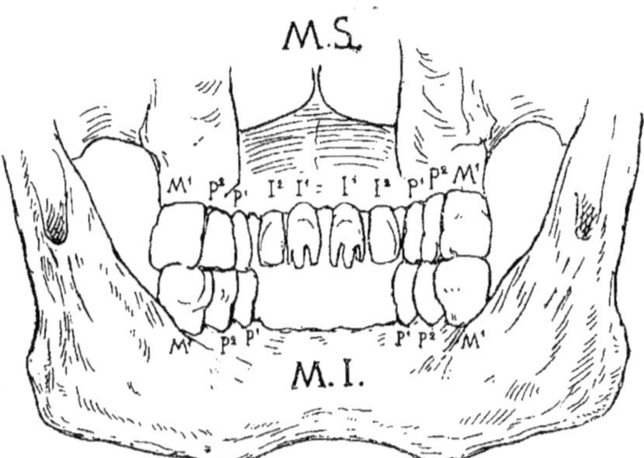

Fig. 7. — Extraction des deux incisives et des deux canines de la mandibule (M.I.). — Mutilation des quatre incisives des maxillaires supérieurs (M.S.), en forme de fourche (Prof. Koganei, Japon). — A noter l'absence de C (canine) enlevée, en haut.

Mais on avait cependant fait disparaître les deux canines (Pl. XXII, fig. 6 et 7). Ce crâne provient de la station de Kô (Fig. 7).

On a donc ici fait sauter toutes les canines, fait disparaître les incisives inférieures et transformé les incisives supérieures. Le but poursuivi a dû être la reproduction d'un être ressemblant à deux totems polaires à la fois : *a*) à un *Herbivore*, pour la mâchoire inférieure ; *b*) à un *Crocodile*, pour la supérieure, par exemple.

Cette conception, en apparence si bizarre, se comprend pourtant, si l'on admet que ce crâne correspond à une époque où le Pôle est passé de la Grande Ourse, zoomorphisée par un *Herbivore* sans incisives en bas, dans le *Dragon*, zoomorphisé par exemple par un Caïman.

Le jeune sujet mutilé, destiné à faire un prêtre, a dû être préparé de la sorte pour pouvoir satisfaire à la fois les deux Divinités ou deux Clans à totems différents.

Comme le Pôle est passé dans le Dragon vers 3.500 ans avant J. C., ce crâne daterait de cette époque ; et, à ce moment, le Japon pouvait en être encore à la Pierre polie ou au Cuivre.

On voit combien ces données sont précieuses pour le diagnostic de l'époque des crânes découverts !

** **

Je ne connais pas de fait ethnographique comparable à celui-là, même sans dent de scie ; mais certainement il doit en exister dans la littérature, vu la fréquence des ablations des quatre incisives seules.

5° *Ablation des premières prémolaires, combinées aux canines et incisives.*

Au Japon, d'après le professeur Koganei, on a observé quelques cas d'ablations de premières molaires, combinées avec celles des canines et des incisives. Il a noté quatre variantes de cette mutilation :

1° Dans la première, il y a ablation des canines supérieures seules, des prémolaires supérieures (n° 1), et des quatre

---

2e sem., p. 88), les Nyams-Nyams femmes avaient jadis deux dents de la mâchoire inférieure dentelées.

Ces denticulations artificielles, qui sont des résections partielles de couronnes, peuvent s'exécuter au silex, comme l'a prouvé Muller. Il est donc inutile de songer à l'époque des métaux ; mais elles pourraient pourtant être de l'âge du Cuivre (Cf. Marcel Baudouin. Les Dentistes préhistoriques. Gaz. Méd. de Paris, 1904, p. 285).

Voir un article de mon regretté ami, le Dr Chervin (Homme Préhist., 1906, p. 33, fig. 15). *(Cette figure est reproduite schématiquement plus loin, Fig. 8, page 163).*

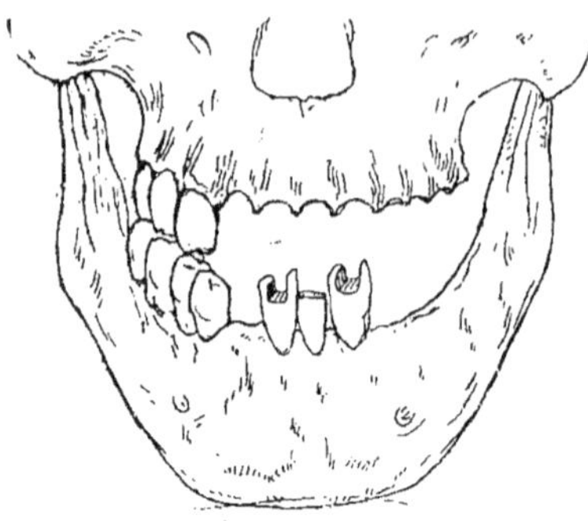

Fig. 8. — Mutilations dentaires de Sayute (Amér. du Sud). — Dents en fourche (Dr Chervin. *L'Homme préhistorique*, 1906, n° 2, page 35).

incisives inférieures. Cette variété a été constatée deux fois par Hasebe.

2° Dans la seconde, les quatre canines sont enlevées, ainsi que les deux prémolaires supérieures et les deux incisives médianes inférieures. Un seul cas d'Ogushi, de Tsukmo.

3° Dans la troisième, il s'agit aussi des quatre canines, et cette fois des deux prémolaires *inférieures* seulement. Hasebe a observé deux cas de ce genre à Tsukmo.

4° Dans la quatrième, on ne touche pas aux incisives et on n'enlève que les quatre canines et les prémolaires supérieures. — Cette mutilation des *prémolaires*, jusqu'à présent, n'avait été signalée par personne. — Elle est très rare en Préhistoire, même au Japon !

En Ethnographie, elle semble encore inconnue ; mais on la retrouvera peut-être.

Il n'est pas douteux que ce n'est là qu'une extension de l'idée d'ablation des canines, la première prémolaire ayant parfois une forme assez conique. On n'a jamais touché à la seconde molaire, parce qu'elle n'est *jamais visible*, étant trop profondément cachée dans la bouche !

3° **Remarques d'ensemble**.

1° *Age.* — Nous avons insisté sur l'âge auquel l'opération était exécutée à l'époque préhistorique.

a) Les observations nous fixent à ce sujet, surtout par l'état des dents molaires et en particulier la sortie de la dent de sagesse. Celle-ci n'est presque jamais visible sur ces crânes (ce qui prouve que les sujets mouraient jeunes), et, d'autre part, la cicatrisation de l'alvéole de la dent extraite est toujours **complète** : ce qui exige plusieurs années.

L'époque varie donc de la *sortie* de la *canine* de la seconde dentition à l'*apparition de la dent de sagesse*, c'est-à-dire de 13 à 18 ans environ, d'après l'examen des crânes (1).

____

(1) On ne connaît pas d'observation pour les jeunes enfants jusqu'à 13-15 ans.

Avec M. Siffre, j'ai été, un des premiers, en 1913, à insister sur ce point spécial, des plus intéressants évidemment.

L'opération a un tel âge indique une véritable Initiation, comme la Trépanation !

L'ethnographie comparée ne nous apprend rien de spécial à ce sujet. Pourtant, en Australie, on pratiquait parfois l'ablation au moment du mariage, c'est-à-dire avant vingt ans certainement, puisque là-bas les mariages sont très précoces (1) !

De plus, chez les négrillons M'Boulou, on n'enlèverait trois incisives à la mâchoire inférieure que chez des adolescents. Ce qui concorde bien avec les déductions anatomiques ci-dessus.

2° *Sexe.* — Certains auteurs pensent que ces extractions dentaires étaient exclusivement réservées à des sujets féminins.

C'est là une erreur manifeste, comme le prouve un relevé dressé par le professeur Koganei !

Dans une statistique japonaise, en effet, portant sur trente-six observations, on relève vingt-six hommes et dix femmes. — Il n'y a donc aucun doute à avoir : C'est, au contraire presque toujours sur des sujets de *sexe masculin* qu'on pratiquait ces opérations !

Toutefois, une variété paraît être plus spéciale aux femmes : C'est l'ablation combinée des canines et des incisives avec ou sans l'arrachement de la première prémolaire.

Il est impossible aujourd'hui de soupçonner la cause de ce fait.

3° *Epoque préhistorique.* — Des faits d'extractions sont-ils connus pour le *Paléolithique supérieur* ? M. Le Bel (2) a affirmé que les crânes de l'Homme écrasé de Laugerie Basse, voir même celui de Chancelade, « ont des incisives de devant arrachées ». Si ces faits sont bien exacts, il ne faut pas pour cela en conclure que ces crânes sont Néolithiques ! Il n'y aurait rien d'impossible à ce que les *mutilations dentaires s'observassent aussi au Magdalenien* !

Adhuc sub Judice lis est. En tous cas, les extractions sont assez nombreuses au Néolithique supérieur.

4° **Manuel Opératoire.**

Nous n'avons, en réalité, aucune donnée sur le manuel opératoire utilisé en l'espèce.

Modus faciendi.

---

(1) Mais, peut-être, n'est-ce pas, comme on l'a cru, à cause du dit mariage
(2) *Bull. Soc. Préh. franç.*, 1922, n° 1, p. 42.

1º Bien entendu, il n'y a aucun document pour *les pièces préhistoriques*.

2º Pour les *pièces anhistoriques*, on n'est guère mieux documenté, car les auteurs grecs et latins ne parlent pas de cette sorte d'extraction, mais de *l'ablation thérapeutique* des dents malades. Pour cette étude, je renvoie aux classiques et à la thèse du Dr Soulé (1913).

3º Et même, en ce qui concerne le Folklore et l'*Ethnographie comparée*, nous ne sommes pas mieux renseignés, quoique ces opérations, comme par exemple chez les Bantous en Afrique, se pratiquent encore de nos jours d'une façon extrêmement fréquente. — Aux explorateurs de nous documenter là-dessus.

4º On n'a vu là qu'un **arrachement**. Il est bien certain que l'ablation se fait par ce procédé ; mais c'est le *modus faciendi* de cet arrachement qu'il faudrait connaître car, sans davier, il est difficile d'*arracher* !

Il est à supposer que l'ablation se faisait plutôt par une sorte de *basculage* à l'aide d'un outil comparable au *pélican* ou au *pied de biche*, plutôt qu'au moyen d'un instrument du genre des clés modernes ; cela après « préparation spéciale » de la dent, sans doute.

Mais à quoi bon insister, puisqu'on n'a aucune donnée précise sur ce point ?

On a écrit : « L'art dentaire commence, d'après Cicéron, par Esculape, qui, le premier, conseilla *l'extraction des dents*. » (*De nat. rerum, l. III*) (1).

On vient de voir que rien n'est plus inexact, puisque tous les Néolithiques supérieurs savaient faire l'Ablation dentaire !

Mais, évidemment, du temps de Celse, on connaissait le *davier*, qui s'appelait alors un *forceps*, le *rhizagre*, ancêtre de la pince à racines ; voire même l'*élévateur* ; et peut-être le *pied de biche* !

Jean Liébaut a écrit en 1583 qu'au temps d'*Apollon* (2) il y avait une tenaille à tirer les dents, faite de plomb, c'est-à-dire sans violence ni force (3) !

Galien recommande un procédé qui permet d'enlever une dent *avec les doigts*, remplaçant le davier. Peut-être les

---

(1) « Tertius Œsculapius, Arsippi et Arsinoæ filius, qui primus purgationem alvi dentisque evulsionem, ut ferunt, invenit ».

(2) Cette donnée doit être légendaire, comme celle relative à Esculape, Apollon n'étant qu'un Soleil-Dieu, comme le Dieu de la médecine.

(3) L'instrument, suspendu dans le temple d'Apollon à Delphes et destiné à l'avulsion des dents, était bien en plomb. Mais la règle était qu'on ne devait l'appliquer qu'aux dents déjà ébranlées et aux vieillards (Cœlius Aurelianus. Morb. Chronic., t. II, chap. IV). — Il n'a donc rien à voir avec les véritables extractions modernes.

Préhistoriques ont-ils connu un procédé de ce genre, au demeurant ?

Il consistait à faire un mélange de pyrèthre et de fort vinaigre, qu'on appliquait sur la dent, après avoir protégé les autres avec de la cire. La dent devenait alors très mobile, par périostite ; et du bout des doigts on pouvait l'enlever, plus tard, en une heure, après avoir écarté les gencives (1).

Il faut ici rappeler le fameux procédé de la Ficelle, bien connu dans le folklore français.

Paul d'Egine recommandait carrément l'extraction et la pratiquait, en ébranlant la dent avec le rhizagre. Ici, nous sommes dans l'Histoire (2).

5° Variétés d'Opérations.

Le professeur Koganei a dressé le tableau suivant des variétés de mutilations dentaires par ablation, qui ont été observées jusqu'à présent au Japon.

Je crois utile, pour résumer brièvement ce que je viens de dire, de le reproduire ici.

Canines seules (3).

A Supérieures	$\dfrac{\text{P'' C I I} \mid \text{I I C P'}}{\text{P'' C I I} \mid \text{I I C P'}}$	12 Hommes. 2 Femmes.
B Inférieures et supérieures	$\dfrac{\text{P'' C I I} \mid \text{I I C P'}}{\text{P'' C I I} \mid \text{I I C P'}}$	8 Hommes.

Canines et premières Prémolaires.

C Prémolaires supérieures.	$\dfrac{\text{P' C I I} \mid \text{I I C P'}}{\text{P' C I I} \mid \text{I I C P'}}$	2 Hommes. 1 Femme.

Canines et Incisives.

D Canines sup. et incisives inférieures	$\dfrac{\text{P'' C I I} \mid \text{I I C P'}}{\text{P'' C I I} \mid \text{I I C P'}}$	3 Femmes.

Canines, Incisives et premières Prémolaires (4).

E Canines sup. Prémolaires sup. Incisives inf.	$\dfrac{\text{P' C I I} \mid \text{I I C P'}}{\text{P'' C I I} \mid \text{I I C P'}}$	2 Femmes.

(1) D'après Duval (Rech. hist. sur l'art du Dentiste chez les Anciens, 1808, p. 8). — Hippocrate se servait de véritables pinces.

(2) Le pélican fut inventé seulement par Ambroise Paré (XVIII° siècle). La clef de Garangeot a été imaginée par le frère Come.

(3) Les lettres en caractères gras correspondent aux dents enlevées.

(4) On a signalé des cas relatifs à la deuxième prémolaire ; mais je n'en veux pas parler ici, parce que je considère que ces absences de dents profondes n'ont aucune relation avec les faits que nous étudions ici.

Ces absences doivent résulter de la chute spontanée des dents et être d'origine pathologique. Tel par exemple le cas de la Grotte de Warton Crag (Lancashire).

H Canines sup. et inf., pré-mol. sup., incisives méd. inf.	$\dfrac{\text{P' C I I}}{\text{P' C I I}} - \dfrac{\text{I I C P'}}{\text{I I C P'}}$	1 Femme.
F Canines sup. et infér., prémolaires inf	$\dfrac{\text{P' C I I}}{\text{P' C I I}} \Big| \dfrac{\text{I I C P'}}{\text{I I C P'}}$	2 Hommes.
I Canines sup. et inf. Inc. inf.	$\dfrac{\text{P' C I I}}{\text{P' C I I}} \Big| \dfrac{\text{I I C P'}}{\text{I I C P'}}$	1 Femme.
J Canines s. et inf. 4 inc. inf. 4 inc. sup. en fourche (1).	$\dfrac{\text{P' C} + +}{\text{P' C I I}} \Big| \dfrac{+ + \text{C P'}}{\text{I I C P'}}$	1 Sujet (Koganei).

Incisives seules (2).

G 2 inc. lat. sup.	$\dfrac{\text{P' C I I}}{\text{P' C I I}} \Big| \dfrac{\text{I I C P'}}{\text{I I C P'}}$	2 Hommes.

Cette énumération correspond à dix opérations diffé-rentes ; mais il est bien probable qu'il y en a un plus grand nombre de variétés connues déjà dans la littérature mon-diale.

Visibilité des dents. — On ne connaît d'autre part aucun fait relatif à l'ablation des molaires. On n'a agi que sur les dents *bien visibles* à l'extérieur : ce qui prouve bien que l'origine de la coutume réside dans le fait de faire ressembler la bouche du sujet opéré à celle d'un **Animal** *dépourvu de dents incisives* ou *canines*, et par suite à un **Totem** (3).

Si, en ethnographie, on semble avoir abandonné l'extraction des canines et des prémolaires, c'est sans doute parce que ces dents sont beaucoup plus *cachées* que les autres et qu'on a fini par juger inutile de les faire disparaître, au point de vue ressemblance animale.

Les fractures de dents. — La mutilation, dite par fracture, des classiques, ne me paraît être que la conséquence d'un accident au cours de l'extraction, et non pas une mutilation particulière et voulue.

---

(1) La croix veut dire que la dent incisive correspondante a été entaillée.

(2) Il faudrait y ajouter le type de Vaudancourt (France) :

$$\dfrac{\text{P' C I I}}{\text{P' C I I}} \Big| \dfrac{\text{I I C P'}}{\text{I I C P'}}$$

et celui d'Algérie.

(3) Cf. Marcel Baudouin. — De la signification réelle des mutilations dentaires ethniques et préhistoriques —, la *Presse Dentaire*, 1923, Janvier, n° 1, p. 1-5.

Les Dents en pointe. — La mutilation, appelée limage des dents, va d'autre part nous renseigner nettement sur la signification de ces coutumes.

D'après le Dr Folley (Quatre ans en Océanie : 1876-1880), des peuplades de la Nouvelle-Hollande taillent leurs dents en *pointe*.

Dans le Gabon, les Pahouins se liment aussi les *dents en pointe* : ce qui leur donne un air redoutable, c'est-à-dire les faits ressembler à des Carnassiers (chats, tigres, etc.), (Abelin, Thèse Paris, 1872).

Le missionnaire Cavazzi (*Descr. de l'Afrique Occid.*, II, p. 82) raconte que quelques nègres d'Afrique semblent avoir douze canines, leurs huit incisives ayant été effilées aux deux angles avec tant de subtilité qu'on pourrait s'y méprendre, si l'on n'était averti.

Les femmes de Manganjas, en Afrique Orientale, au dire de Livingstone, ont les dents de devant taillées *en pointe*, à la manière des chats et des crocodiles.

Les riverains de la Tamba, toujours d'après Livingstone (*Expl. d. l'Int. de l'Afr. Austr.*, 1859, in-8º, p. 97) liment leurs dents en pointe : ce qui rend le sourire des ces femmes effrayant à voir, en lui donnant le rictus de l'*Alligator* !

Chereau, en racontant ces faits, n'a pas pu s'empêcher de se demander si ce n'était pas la raison de la fable des nègres à physionomie de *Tigre*, cités par Roemer. Et souvent on a du conclure à l'anthropophagie de certains nègres ayant acquis ainsi artificiellement l'armature dentaire des carnassiers !

6º Signification des Mutilations.

Ces faits sont extrêmement démonstratifs. Ils confirment absolument le fait du folklore Bantou (Afrique), d'après lequel ces peuplades se travaillent les dents pour les faire ressembler à celles de leur *Totem*, le Crocodile ! Cette donnée est indiscutable d'ailleurs.

Il faut donc en conclure que le *limage en pointe des dents humaines* a pour but de les transformer en dents de Carnassiers, parce que les primitifs, qui pratiquent cette mutilation, veulent ressembler à leur ancêtre, qui doit être *un Carnassier quelconque* (chat, lion, tigre, panthère, etc.).

C'est dire que tous ces peuples ont pour Totem polaire la *Petite Ourse* et que, par conséquent, ces coutumes ne sont pas très anciennes, puisque le Pôle n'est dans la Petite Ourse que depuis 3.500 ans.

Aussi ne faut-il pas s'étonner si l'on n'a pas encore

trouvé cette forme chez les Préhistoriques, puisqu'ils vivaient avant cette date.

Mais ces données sont des plus précieuses, pour permettre de comprendre la mutilation constituée par l'*ablation* de certaines dents que nous venons d'étudier.

En effet, quand on *enlève des dents incisives*, soit en haut, soit en bas, à un être humain, on le fait ressembler à un *Herbivore*, c'est-à-dire soit à une *Vache*, soit à une *Biche*, soit à un *Élan*, etc...

Comme les Herbivores ont tous été des *Totems polaires*, quand le Pôle étant dans la *Grande Ourse* surtout, c'est-à-dire à la fin du Néolithique et au Cuivre (5.000 à 3.500 ans avant J. C.), il n'y a rien d'étonnant à ce que les peuplades préhistoriques de cette époque aient voulu ressembler à leur Totem principal et vénéré. Et c'est précisément pour cela qu'ils se firent enlever, soit quelques incisives, soit toutes celles du haut, soit toutes celles du bas, soit même les incisives et les canines à la fois (On ne discute pas la Foi !).

Aussi, notre lanterne est-elle désormais éclairée d'une façon manifeste, quoique tous les problèmes relatifs à cette extraction ethnique des dents ne soient pas résolus.

Il serait intéressant de rechercher par exemple les animaux (1) qui n'ont aucune incisive (2), ceux qui n'ont que des incisives à la mâchoire supérieure et pas à l'inférieure, et réciproquement (3) ; ceux qui n'ont ni canines (5) ni incisives. Mais cela ne nous avancerait guère, car, quoique ces espèces sont bien connues des naturalistes, suivant les diverses contrées du globe, il nous serait impossible de

---

(1) Dans le Musée Ostéologique de mon excellent ami, Ed. Hue, on trouvera la constitution dentaire de la plupart des animaux connus en Préhistoire. En parcourant les belles planches de cet unique Atlas, on se rendra facilement compte des espèces d'animaux qui n'ont pas de canines, pas d'incisives, ou aucune dent de cette sorte; à une mâchoire donnée ou aux deux.

Cela nous entraînerait trop loin si nous examinions ici tous les cas possibles, d'autant plus que la présence de certaines dents dépend parfois du sexe, le sexe masculin. Mais les dents manquantes, c'est-à-dire les seules qui nous intéressent ici, se voient surtout chez les Femelles. Et cela confirme d'ailleurs tout ce que nous savons déjà sur le sexe des Totems polaires.

On voit combien l'Anatomie comparée des dents est utile à connaître pour les Folkloristes, les Préhistoriens et les Anatomistes humains.

(2) Les Edentés n'ont pas d'incisives. Il y a des animaux totem de genre, l'Opossum par exemple. Le Rhinocéros africain adulte (mais non pas le jeune), n'a aucune incisive ni en haut ni en bas ; or il a été Totem jadis en Afrique.

(3) Les Ruminants n'ont d'incisives qu'à la mâchoire inférieure. Ils n'ont qu'en bas des canines, sauf ceux sans corne et le chameau. Par exemple, la vache, la chevrette, etc.

(4) La canine peut manquer, surtout la supérieure. Les Rongeurs n'ont aucune canine.

(5) Les Équidés femelles seules n'ont aucune canine.

les rapprocher des faits que nous venons d'analyser, avec une certitude scientifique !.

Conclusions. — Il vaut donc mieux attendre encore, avant de se lancer dans cette voie. L'avenir nous fixera bientôt, maintenant qu'on sait sur quelle route il faut s'engager, pour résoudre le problème de la signification de ces véritables mutilations maxillaires, l'ablation d'une dent ne pouvant, en effet, être considérée comme une mutilation de la dent elle-même, ainsi que l'a bien fait remarquer M. Siffre.

R F

www.ingramcontent.com/pod-product-compliance
Lightning Source LLC
LaVergne TN
LVHW011033050726
842519LV00004B/1360